FIBROMIALGIA

Guía para entender y tratar la fibromialgia

Stephanie Sawyer

Copyright © 2024 by Rivercat Books LLC

All rights reserved.

No portion of this book may be reproduced in any form without written permission from the publisher or author, except as permitted by U.S. copyright law.

CONTENTS

Introducción	1
Capítulo 1: ¿Qué es la fibromialgia?	3
Capítulo 2: Posibles causas y factores de riesgo de la fibromialgia	9
Capítulo 3: Signos, síntomas y desencadenantes de la fibromialgia	16
Capítulo 4: Cómo se diagnostica la fibromialgia	29
Capítulo 5: Complicaciones de la fibromialgia	38
Capítulo 6: Tratamiento médico de la fibromialgia	44
Capítulo 7: Terapias alternativas para la fibromialgia	48
Capítulo 8: Cómo ayudar a un ser querido a superar la fibromialgia	56
Conclusión	60

INTRODUCCIÓN

¿Has ido por la calle de noche sin luz y te has dado una patada con una piedra o un objeto duro, haciéndote daño en un dedo del pie? ¿Has estado en la cocina cortando tomates y te has cortado accidentalmente la mano? ¿Ha sufrido el desamor en alguna relación o ha perdido a alguien cercano? Si la respuesta a alguna de estas preguntas es afirmativa, entonces sabe lo que es el dolor.

A partir de estos escenarios, se puede ver que siempre existe la posibilidad de experimentar dolor en diferentes áreas de nuestra vida y que es imposible vivir sin experimentar dolor en un momento u otro. Todos los dolores descritos anteriormente tienen periodos de caducidad, ya que nuestro cuerpo se cura con el tiempo, independientemente del tipo de lesión, enfermedad o herida. Algunas aflicciones pueden durar más que otras; por ejemplo, el dolor experimentado al patear una piedra no puede compararse con el dolor de perder a un ser querido.

En algunas personas, sin embargo, el dolor no tiene un periodo de caducidad, ya que siguen su rutina diaria con dolor en todas las partes del cuerpo aunque no se hayan lesionado. Esto se debe a una enfermedad que inhibe la forma en que el cuerpo procesa el dolor. Esta afección se denomina fibromialgia y puede afectar a personas de todas las edades, condiciones sociales y lugares del mundo. Este dolor afecta al sistema musculoesquelético y al sistema nervioso, que es el responsable de transferir las señales de dolor al cerebro.

La fibromialgia es un trastorno crónico que afecta a todas las terminaciones nerviosas debido a un procesamiento anormal de la percepción del dolor por parte del organismo. Esta afección no tiene cura, pero los síntomas pueden ser controlados por médicos y otros profesionales de la salud mediante medicación, así como una variedad de métodos de tratamiento alternativos. Este libro proporciona un análisis en profundidad de la ciencia que ayuda a explicar qué es lo que causa la fibromialgia y cómo puede controlarse esta afección. Tanto si padeces fibromialgia personalmente, como si simplemente buscas comprender mejor por lo que está pasando un ser querido, este libro te ayudará a comprender plenamente qué es la fibromialgia, cuáles son sus síntomas y cómo pueden controlarse y mejorarse.

CAPÍTULO 1: ¿QUÉ ES LA FIBROMIALGIA?

La fibromialgia es una dolencia caracterizada por dolores extensos en el sistema musculoesquelético del cuerpo. Se caracteriza por problemas de sueño, cansancio, pérdida de memoria y constantes cambios de humor. Los estudios médicos han demostrado que, a partir de cómo se interpreta el mensaje del dolor en el cerebro y la médula espinal, la fibromialgia puede exasperar esta estimulación dolorosa. En otras palabras, las células cerebrales a veces responden de forma excesiva o malinterpretan las señales de dolor corporal. Esto puede deberse a veces a una desproporción en las sustancias químicas cerebrales o a un mal funcionamiento del ganglio de la raíz dorsal. Cuando esto ocurre, los nervios del dolor del cuerpo se ven gravemente afectados.

La fibromialgia es una dolencia frecuente. De hecho, es la segunda dolencia musculoesquelética más común. No solo causa dolor articular y malestar en el cuerpo, sino que también puede provocar estrés mental.

Una de las razones por las que la fibromialgia parece ser una dolencia complicada es que resulta muy difícil diagnosticarla correctamente. Aunque la mayoría de los expertos médicos consideran la fibromialgia como un síndrome reumático, no existen pruebas reales para verificar la autenticidad de un diagnóstico de fibromialgia. Dado que puede causar dolor en los tejidos blandos o dolor miofascial, muchos diagnósticos confunden la fibromialgia con la artritis. Sin embargo, la fibromialgia se diferencia de la artritis en que no muestra ninguna forma de inflamación muscular o articular. En general, la fibromialgia no tiene cura. Sólo puede controlarse médicamente mediante una combinación de tratamiento psicológico y fisioterapéutico. Quien padece fibromialgia puede necesitar adoptar un nuevo estilo de vida saludable para llevar una vida óptima. Afortunadamente, poco a poco vamos comprendiendo mejor la fibromialgia y se van desarrollando nuevos métodos de tratamiento.

Las causas de la fibromialgia se conocen generalmente como "regiones de dolor". Se trata de regiones del cuerpo conocidas como puntos sensibles o desencadenantes. Se ha observado que estas regiones suelen solaparse entre sí. A veces, cuando un individuo ha sufrido una infección o una afección traumática o ha pasado por una intervención quirúrgica, o incluso si ha estado estresado psicológicamente, los síntomas de la fibromialgia pueden empezar a manifestarse. Parece como si, como respuesta al estrés del cuerpo, la fibromialgia se desarrollara y empezara a enviar señales de dolor a pesar de que físicamente no haya nada "malo".

Otros estudios han demostrado que los hombres son menos propensos a padecer fibromialgia. Los investigadores médicos también han descubierto que las personas con fibromialgia también pueden padecer algunas dolencias subyacentes, como trastornos temporomandibulares (ATM), depresión, ansiedad, cefaleas, síndrome del intestino irritable, síndrome de fatiga crónica, cistitis intersticial y síndrome de taquicardia postural.

Entre las personas con mayor riesgo de padecer fibromialgia se encuentran las que tienen antecedentes familiares de fibromialgia. También corren este riesgo quienes padecen artritis.

Mitos sobre la fibromialgia

Puede que la gente no te tome en serio cuando te quejas constantemente de dolores articulares y corporales, pero este dolor es una realidad cotidiana para las personas que padecen fibromialgia. A menudo, muchas personas de su entorno e incluso los médicos se apresuran a desestimar la gravedad de esta dolencia. Esta desestimación puede deberse a la naturaleza de diagnóstico indefinido de la fibromialgia. Probablemente hayas oído muchas cosas sobre la fibromialgia, algunas ciertas, otras falsas y puede que incluso algunas verdades a medias. A continuación se exponen algunos de los mitos que puede haber oído sobre la fibromialgia:

1. **La fibromialgia es falsa.** Muchas personas de todo el mundo siguen creyendo que la fibromialgia no es legítima. Su razón para ello es que la fibromialgia no tiene síntomas reales; es más bien un síndrome. Es decir, es una suma de una variedad de signos. Estos síntomas los registra y diagnostica mejor un especialista en fibromialgia.

2. **Cualquiera puede diagnosticar** la **fibromialgia** Existe la falsedad generalizada de que cualquiera puede diagnosticar la fibromialgia. Esto es sencillamente falso. Un especialista en fibromialgia es la persona más indicada para diagnosticar una afección fibromiálgica. Para diagnosticar la fibromialgia, un especialista tiene que investigar el historial médico de la persona que la padece, así como evaluar algunos puntos sensibles de su cuerpo.

3. **Tiene una causa oculta.** Algunas personas creen que la fibromialgia es hereditaria o resultado de la localización geográfica de alguien. Otros creen que la fibromialgia podría deberse a la coalescencia. Contrariamente a la creencia mística de muchas personas, la causa de la fibromialgia sigue siendo desconocida.

4. **No existen tratamientos para la fibromialgia.** Aunque la fibromialgia no tiene cura, puede controlarse con la ayuda de un médico. Algunos de estos tratamientos pueden ayudar a reducir el dolor en su cuerpo y mejorar su salud física. No todos los remedios para tratar la fibromialgia

vienen en forma de pastillas. De hecho, uno de los tratamientos más eficaces para la fibromialgia es simplemente cambiar tu estilo de vida. El tratamiento y la gestión de la fibromialgia suelen ser integrales e incluir aspectos como la medicación, así como centrarse en el sueño, la dieta, el ejercicio, la reducción del estrés y mucho más.

5. **Todos los médicos entienden la fibromialgia.** ¿Alguna vez te has sincerado con tu médico y le has explicado el dolor que sientes en el cuerpo, pero parece que no puede entender tu dolencia a pesar de tus ilustraciones y descripciones? Esto es precisamente por lo que pasan cada día las personas con fibromialgia en hospitales, clínicas y en manos de los médicos. La mayoría de las veces, el dolor de la fibromialgia es inexplicable. Por desgracia, debido a un diagnóstico tardío, los síntomas y efectos de la fibromialgia pueden haberse instalado profundamente en el sistema musculoesquelético. A pesar de los numerosos signos, debido a los muchos misterios que rodean a la fibromialgia, muchos médicos aún no han desentrañado la verdadera naturaleza de esta dolencia.

6. **La fibromialgia tiene un diagnóstico genérico.** Existe la percepción de que la fibromialgia es un diagnóstico alternativo, ya que las pruebas de laboratorio no son suficientes ni lo bastante precisas para diagnosticarla, y la exploración física no lo suple. La fibromialgia no tiene un diagnóstico global, sino que suele ser muy direccional en su diagnóstico.

7. **La fibromialgia sólo afecta a las mujeres.** Es falso creer que la fibromialgia es una dolencia femenina. Aunque varios tipos de investigaciones, informes y estadísticas demuestran que la fibromialgia afecta sobre todo a las mujeres, también puede afectar a los hombres. La Asociación Nacional de Fibromialgia (NFA) informó de que aproximadamente 3 de cada 4 diagnosticados de fibromialgia son mujeres.

8. **Fibromialgia y artritis son lo mismo.** Puedes estar cometiendo un error garrafal si crees que la fibromialgia y la artritis son la misma afección

musculoesquelética. Los síntomas pueden parecer similares, pero eso no significa que sean lo mismo. Existe una ligera diferencia entre la fibromialgia y la artritis. Mientras que las personas que padecen fibromialgia y artritis pueden experimentar cansancio muscular y dolor, la artritis también va acompañada de inflamación, mientras que la fibromialgia implica sólo el dolor y el cansancio sin una causa obvia.

9. **Las personas con fibromialgia necesitan ponerse a dieta.** ¿Es la fibromialgia una dolencia alimentaria? No, no lo es. Investigaciones recientes llevadas a cabo por los Institutos Nacionales de la Salud (NIH) han demostrado que no existe ningún remedio dietético para la fibromialgia. Sin embargo, aunque no es una cura, muchas personas experimentan una reducción de la gravedad de sus síntomas como respuesta a una dieta sana sin alcohol ni alimentos procesados.

10. **Los remedios alternativos no sirven de nada.** ¿Has intentado aliviar los síntomas de la fibromialgia utilizando remedios alternativos como el yoga, el qigong y el tai chi? Muchos de los que han probado estas prácticas han experimentado cambios significativos y mejoras en su salud como resultado. Estos remedios alternativos también se denominan terapias de movimiento meditativo. Una investigación llevada a cabo por Rheumatology International reveló que las personas que aplicaban correctamente estos remedios alternativos experimentaban una mejora del sueño y eran capaces de combatir con éxito la depresión, el cansancio y la ansiedad. También se descubrió que un masaje del tejido conjuntivo podía ayudar a aliviar la fatiga, el insomnio y la depresión, sobre todo en mujeres que padecían fibromialgia.

11. **Lo mejor sería evitar el ejercicio.** ¿Deben evitar el ejercicio las personas que padecen fibromialgia? Bueno, hasta que se demuestre lo contrario, el ejercicio regular sigue siendo el remedio más potente para la fibromialgia. Una investigación reciente del Colegio Americano de

Reumatología así lo ha descubierto. Se ha demostrado que el ejercicio aeróbico, como caminar o hacer senderismo, trotar o correr, montar en bicicleta, nadar, remar, patinar en línea y esquiar, ayuda a las personas que padecen fibromialgia a mejorar y recuperarse más rápidamente. Otro estudio médico también demuestra que los estiramientos regulares son un buen ejercicio para las personas con fibromialgia. Realizar una actividad regular como persona con fibromialgia entrañará algunas dificultades al principio, pero con el tiempo será un esfuerzo que merecerá la pena.

12. **Es sólo una sensación de fatiga.** Mucha gente cree que la fibromialgia es una mera sensación de fatiga. Esto puede parecer así desde fuera, pero las personas que padecen fibromialgia saben que no se trata sólo de una sensación, sino de algo más profundo. El nivel de fatiga que provoca la fibromialgia es extraordinario y además va acompañado de otros síntomas.

13. **Las personas con fibromialgia están indefensas.** No se conoce la causa ni la cura de la fibromialgia. ¿Significa esto que quien padece fibromialgia está totalmente desamparado? No. En absoluto. Numerosos tratamientos médicos y alternativos pueden ayudar a aliviar los síntomas de la fibromialgia. Si padeces fibromialgia, no tienes por qué encasillarte en una única forma de tratamiento. Hay muchas formas diferentes de abordar tu diagnóstico y empezar a ganar control sobre tus síntomas.

CAPÍTULO 2: POSIBLES CAUSAS Y FACTORES DE RIESGO DE LA FIBROMIALGIA

Es normal lesionarse alguna vez; estos momentos son parte natural de la vida. El cuerpo está compuesto de muchos sistemas, órganos, tejidos, nervios y células que sirven en diferentes capacidades para que el cuerpo realice todas sus funciones con éxito. Una desviación en el rendimiento o una incapacidad del cuerpo para llevar a cabo todas sus funciones se denomina enfermedad. Todas las células del cuerpo conocen las funciones que deben realizar y, si el cuerpo goza de buena salud, estas funciones se completan como una máquina bien engrasada.

Cuando uno se lesiona, las células encargadas de curar la lesión deben iniciar sus funciones de inmediato. Lo primero que hace el cuerpo es informarnos del dolor que produce una lesión. La información se transmite en el cuerpo mediante señales nerviosas; hay terminaciones nerviosas en muchas zonas del cuerpo, y son las encargadas de informar al cuerpo de las diferentes sensaciones.

Inmediatamente después de sufrir una lesión, las señales nerviosas viajan desde la zona lesionada hasta el cerebro a través de la médula espinal. El cerebro interpreta la señal como dolor y envía una notificación de que algo va mal en el cuerpo. A medida que la lesión se cura, el dolor disminuye y desaparece cuando la herida está completamente curada. Sólo deberías sentir dolor cuando te lesionas.

Otra forma de verlo es imaginar el cuerpo como un teléfono que te envía una notificación cada vez que se acerca a un punto de acceso Wi-Fi abierto. Solo deberías recibir notificaciones cuando haya un punto de acceso disponible; no deberías recibir ninguna notificación Wi-Fi si no hay puntos de acceso Wi-Fi abiertos cerca.

Los pacientes con fibromialgia suelen sentir dolor en todo el cuerpo incluso cuando no están enfermos ni lesionados. A diferencia del dolor causado por lesiones que desaparece cuando la lesión se cura, este dolor no desaparece. Estos pacientes no sólo sentirán dolor constantemente, sino que las pequeñas heridas y contusiones les dolerán mucho más de lo normal. También sentirán dolor por cosas que no deberían causar dolor en absoluto.

No hay causas universalmente aceptadas de esta enfermedad. Algunos médicos sospechan que está causada por un defecto en la forma en que el cerebro y la médula espinal interpretan las señales de dolor, aunque actualmente nadie lo sabe con certeza.

Lo que sí sabemos universalmente es que cuando se padece fibromialgia, significa que se tienen más células de lo habitual que transportan señales de dolor al cerebro. El aumento del número de señales portadoras de dolor coincide con una reducción de las células responsables de frenar el dolor. Cuando esto ocurre, el dolor nunca termina, y es como si el volumen de tu dolor estuviera siempre subido independientemente del estado del cuerpo.

Posibles causas de la fibromialgia

Muchas personas han señalado diferentes causas de su enfermedad, por lo que parece posible que la fibromialgia tenga más de una causa. Muchas cosas pueden hacer que las señales de dolor se desvíen. A continuación se explican algunas de ellas.

Genética

Se han llevado a cabo investigaciones para determinar las causas de la fibromialgia, y se ha sugerido que la genética puede desempeñar un papel en su desarrollo. Los estudios han demostrado que las personas tienen más probabilidades de padecer fibromialgia si uno de sus progenitores también la padece, aunque se desconocen los genes exactos responsables de ello.

Mensajes de dolor anormales

La dificultad que tiene el cerebro para procesar las señales eléctricas se ha identificado como una de las causas de la fibromialgia. Esta dificultad que se experimenta podría ser el resultado de cambios en las sustancias químicas presentes en el sistema nervioso. El sistema nervioso central (SNC) debería transferir la información a todo el cuerpo mediante una red de células especializadas, pero cuando se produce un cambio en el funcionamiento del SNC, provoca un aumento de la sensibilidad al dolor y una sensación constante de malestar. Antes he mencionado que las causas son relativamente desconocidas y que sólo hay teorías de lo que podrían ser. La teoría de los mensajes de dolor anormales se apoya en el hecho de que la mayoría de las personas que padecen fibromialgia suelen tener otras afecciones médicas que afectan a la forma en que el SNC procesa el dolor. Algunas de estas afecciones podrían ser migrañas, síndrome del intestino irritable (SII) o trastornos craneomandibulares, que afectan a los músculos y articulaciones de la mandíbula.

Desequilibrios químicos

Antes he mencionado que el cerebro se encarga de interpretar las señales que le envían diversas terminaciones nerviosas. Hay unas hormonas en el cerebro que le permiten llevar a cabo sus funciones; si hay una desviación del nivel óptimo de hormonas en el cerebro, sus funciones se inhiben. Las investigaciones han demostrado que las personas que padecen fibromialgia tienen niveles bajos de las hormonas serotonina, noradrenalina y dopamina en el cerebro.

Los bajos niveles de estas hormonas podrían ser un factor, ya que son responsables de regular algunas sensaciones en el cuerpo, como el estado de ánimo, el apetito, el sueño, el comportamiento y la respuesta al estrés. La dopamina, la noradrenalina y la serotonina también intervienen en el proceso de interpretación de las señales de dolor que envían los nervios. Los estudios también han señalado el aumento de los niveles de la hormona cortisol, que se libera cuando el cuerpo está sometido a estrés, como un factor que contribuye a desencadenar la fibromialgia.

Trastornos del sueño

Las alteraciones o trastornos del sueño suelen clasificarse como uno de los síntomas de la Fibromialgia, pero también podrían ser una de sus causas. En efecto, las personas que padecen fibromialgia tienen dificultades para dormir profundamente, lo que provoca fatiga diurna. Las personas que duermen mal también pueden sufrir altos niveles de dolor, lo que sugiere que la falta de sueño contribuye a otros síntomas de la fibromialgia.

Factores de riesgo de la fibromialgia

Los estudios han demostrado que la Fibromialgia puede afectar a diferentes tipos de personas que viven en distintos lugares, de diferentes religiones, orientaciones sexuales, géneros y razas, pero su aparición ha demostrado ser más común en algunas personas que en otras. Estos factores se explican a continuación:

Género

Los estudios han demostrado que la fibromialgia es más frecuente en mujeres que en hombres. Los médicos suponen que las diferencias en la aparición de esta afección en ambos sexos podrían deberse al modo diferente en que hombres y mujeres reaccionan ante el dolor, así como a las expectativas sociales sobre las reacciones ante el dolor.

Falta de ejercicio

Las investigaciones han demostrado que la fibromialgia es más frecuente en personas que no son físicamente activas. Esta teoría se ve respaldada por el hecho de que el ejercicio es uno de los métodos de tratamiento prescritos a las personas que padecen esta enfermedad.

Abuso emocional y físico

Hay más probabilidades de que los niños que han sufrido malos tratos desarrollen fibromialgia cuando crezcan que los que no los han sufrido. Los estudios han demostrado que el maltrato afecta y cambia la forma en que el cuerpo responde al dolor y al estrés.

Trastorno de estrés postraumático (TEPT)

Algunas personas desarrollan problemas de salud mental después de haber presenciado o vivido un suceso horrible, como una agresión sexual, la muerte, la guerra, accidentes o secuestros. La reacción exhibida debido a tales circunstancias se ha relacionado con el desarrollo de fibromialgia en algunas personas.

Edad

No hay restricción de edad para ser diagnosticado de esta enfermedad. Puede afectar a personas de todas las edades, incluso a niños. Sin embargo, los estudios han demostrado que la fibromialgia se diagnostica con mayor frecuencia en personas de mediana edad y que la probabilidad de desarrollar fibromialgia aumenta a medida que se envejece.

Lupus o artritis reumatoide

El lupus es una enfermedad autoinmune en la que el sistema inmunitario, que debería combatir las células dañinas que afectan al organismo, empieza a atacar por error a las células sanas. La artritis reumatoide (AR) es un tipo de artritis que afecta a las articulaciones del cuerpo. Las personas que la padecen experimentan dolor, rigidez y pérdida de funcionalidad en las articulaciones. Afecta a muchas partes del cuerpo, pero es más frecuente en la muñeca y los dedos. Las personas que padecen lupus y artritis reumatoide tienen más probabilidades de desarrollar fibromialgia.

Lesiones repetitivas

Algunas investigaciones han sugerido que existe una relación entre las lesiones repetitivas y el desarrollo de la fibromialgia. Las lesiones que se producen como resultado de un esfuerzo repetitivo sobre una articulación, como la flexión frecuente de la rodilla, podrían aumentar las probabilidades de desarrollar fibromialgia.

Infecciones

La presencia de una enfermedad, especialmente una infección vírica, podría desencadenar el desarrollo de la fibromialgia o podría aumentar la aparición de sus síntomas. Enfermedades como la gripe, la neumonía, las infecciones gastrointestinales causadas por las bacterias salmonella y shigella, y el virus de Epstein-Barr se han relacionado con la fibromialgia.

Dolor recurrente localizado

Basándose en los casos de fibromialgia que se han registrado, varios estudios han demostrado que las personas que experimentan dolor recurrente en una parte específica del cuerpo tienen más probabilidades de desarrollar esta enfermedad.

CAPÍTULO 3: SIGNOS, SÍNTOMAS Y DESENCADENANTES DE LA FIBROMIALGIA

Como se ha señalado en los capítulos anteriores, la fibromialgia es una afección que cursa con dolor corporal generalizado. Algunas de las posibles causas son la fatiga, los problemas y trastornos del sueño, la angustia mental y emocional, la genética y no moverse lo suficiente. En este capítulo exploraremos algunos de los signos y síntomas más comunes de esta afección.

Signos y síntomas comunes de la fibromialgia

La fibromialgia causa lo que ahora se conoce popularmente como *regiones de dolor*. Algunas de estas regiones se solapan con lo que solían denominarse zonas de sensibilidad, normalmente conocidas como *puntos sensibles* o *puntos gatillo*. A modo de aclaración, algunas de estas zonas que antes se denominaban puntos sensibles ya no lo son. El dolor en estas zonas suele sentirse como un dolor sordo constante. Su profesional sanitario considerará un diagnóstico de fibromialgia si, al menos una vez, ha experimentado dolor musculoesquelético en al menos cuatro de las cinco regiones de dolor delineadas hace algunos años en las revisiones de los criterios diagnósticos de la fibromialgia.

Este protocolo de diagnóstico se conoce como *dolor multisitio*. Este procedimiento de diagnóstico hace hincapié en las regiones del dolor musculoesquelético y en la gravedad del dolor, en contraste con la duración del dolor, que anteriormente era el punto central del diagnóstico de fibromialgia.

Los hallazgos han demostrado que la fibromialgia presenta varios síntomas, que varían de un individuo a otro. El síntoma principal es el dolor generalizado; puede haber momentos en que los síntomas mejoran y, a veces, empeoran. Algunos factores suelen influir en la gravedad de los síntomas, como:

- Condiciones meteorológicas
- Actividad física
- Niveles de estrés

Si nota síntomas de fibromialgia, es aconsejable que concierte una cita con su médico de familia, también conocido como médico general. Es posible que un médico de cabecera pueda diagnosticar y tratar la fibromialgia, pero, si no es así, solicite que le remitan a un especialista, como un reumatólogo, un osteópata o un neurólogo.

Aunque existen tratamientos para aliviar algunos de los síntomas, es muy probable que no obtenga alivio instantáneamente. Se trata de un compromiso a largo plazo para descubrir y aplicar el mejor tratamiento para aliviar el dolor en su situación particular. A continuación se enumeran los principales signos de la fibromialgia:

Dolor generalizado

El dolor generalizado es el signo y síntoma más famoso de la fibromialgia. Una vez que te das cuenta de que tienes dolor generalizado por todas las partes del cuerpo, especialmente en regiones concretas como el cuello o la espalda, hay muchas posibilidades de que padezcas fibromialgia. Suele ser un dolor continuo, aunque puedes sentirte mejor o peor en distintos momentos. El dolor puede ser agudo y punzante, una sensación de quemazón o una molestia.

Rigidez

La fibromialgia puede hacerte sentir rígido. La rigidez puede ser incluso peor cuando has permanecido en una posición determinada durante un periodo prolongado. Por ejemplo, puedes sentir ese dolor inmediatamente después de levantarte de la cama por la mañana. La rigidez puede hacer que tus músculos se contraigan, volviéndolos tensos y dolorosos.

Sensibilidad excesiva

La fibromialgia puede hacerte hipersensible. Te sentirás extremadamente sensible al dolor en todo el cuerpo y puede que descubras que te lesionas incluso al menor roce. Si te haces daño accidentalmente, por ejemplo dándote un golpe en un dedo del pie, puedes sentir un dolor continuo durante mucho más tiempo de lo que se considera normal.

Desde el punto de vista médico, la mejor forma de describir esta afección es utilizando uno de los siguientes términos:

- **Alodinia:** Afección en la que se siente dolor por algo que no debería haberlo causado en absoluto, por ejemplo, un roce muy leve.

- **Hiperalgesia:** Es cuando se es extremadamente sensible al dolor.

También puedes ser sensible a otras cosas, como las luces brillantes, el humo y determinados alimentos. Además, cuando te expones a los estímulos a los que eres sensible, pueden aparecer otros síntomas de fibromialgia.

Trastornos del sueño

La mala calidad del sueño suele describirse como sueño no reparador. La fibromialgia puede hacer que tu descanso dé un giro negativo. Las personas con fibromialgia suelen despertarse muy cansadas a pesar de haber dormido lo suficiente. Esto se debe a que la enfermedad a veces puede privarte de un sueño de calidad, por lo que no te despertarás sintiéndote renovado.

Dolores de cabeza incesantes

Invierte tiempo en escuchar a tu cuerpo, especialmente a tu cabeza; quien lo haga y descubra que tiene dolor de cabeza la mayor parte del tiempo, puede tener fibromialgia. La fibromialgia suele provocar rigidez y dolor en la región del cuello y los hombros, y suele ir acompañada de dolores de cabeza recurrentes. Estos síntomas adoptan diferentes formas, desde dolores de cabeza leves hasta migrañas intensas, y en algunos casos, puedes sentirte enfermo.

Fibro-niebla

La fibromialgia y los problemas cognitivos son afecciones relacionadas con procesos mentales como el pensamiento y el aprendizaje. Cualquier individuo que padezca fibromialgia puede experimentar algunos de los siguientes síntomas:

- Puede experimentar dificultad para hablar o habla lenta o confusa.

- Te puede resultar difícil recordar y aprender cosas nuevas

- Puede que te resulte difícil prestar atención y centrarte o concentrarte

Síndrome del intestino irritable (SII)

Algunas personas con fibromialgia también desarrollan el síndrome del intestino irritable (SII). El SII es una dolencia digestiva frecuente que provoca dolor e hinchazón de estómago. Puede provocar enfermedades inflamatorias intestinales como diarrea o estreñimiento.

Fatiga

La fibromialgia puede causar fatiga o cansancio extremo. Esto puede variar desde una leve sensación de cansancio hasta el cansancio excesivo que a menudo se experimenta con los mareos parecidos a los de la gripe. El cansancio extremo puede aparecer de repente y agotarte toda la energía.

Depresión

Los estudios han demostrado que, en algunos casos, la fibromialgia puede provocar depresión. Esto se debe principalmente a lo frustrante y debilitante que puede llegar a ser la fibromialgia. Además, los bajos niveles de sustancias químicas en el cerebro, como la serotonina, pueden ser un factor contribuyente. Los síntomas de la depresión incluyen:

- Sensación constante de impotencia y desesperanza

- Dejar de interesarse por las cosas que antes le gustaban hacer.

- Sentirse decaído y constantemente desmotivado

Si sufres depresión, lo mejor es que acudas a un médico de cabecera, un psicólogo, un psiquiatra o un experto en fibromialgia.

Otros síntomas de la fibromialgia

Otros síntomas que a veces experimentan las personas con fibromialgia son:

- Ansiedad

- Ojos secos

- Síndrome de las piernas inquietas

- Dolor sordo en la parte baja del intestino o un dolor punzante

- Cistitis intersticial

- Períodos menstruales inusualmente dolorosos

- Sensación de frío o calor excesivos: incapacidad para regular correctamente la temperatura corporal.

- Incapacidad para concentrarse o prestar atención

- Entumecimiento, pinchazos, hormigueo o sensación de quemazón en manos y pies (pinchazos, también conocidos como parestesias).

- Falta de energía

- Problemas de memoria

- Calambres o espasmos musculares

- Ardor, picor y otros problemas relacionados con la piel

Síntomas más graves

Como bien se ha señalado, la fibromialgia puede hacerte sentir un dolor intenso y constante. Puede ser tan debilitante que te impida realizar tus actividades cotidianas. Puede incluso no dejarle otra opción que quedarse en casa. En una Encuesta Nacional de Salud, el 87% de los participantes declararon sentir dolor la mayoría o todos los días. Se ha observado que, de todos los síntomas de la fibromialgia, la fatiga es el que más puede afectar a la vida de una persona. Las investigaciones demuestran que la fatiga constante afecta a más del 90% de las personas con fibromialgia.

La fatiga de la fibromialgia no es como el cansancio normal que todo individuo típico siente de vez en cuando. Se trata de un agotamiento que agota la energía del cuerpo y convierte cualquier actividad en una tarea pesada. Aproximadamente entre el 40% y el 70% de las personas con fibromialgia presentan también síntomas molestos del síndrome del intestino irritable, entre los que se incluyen:

- Dolor de estómago

- Gas

- Hinchazón

- Náuseas
- Estreñimiento y/o diarrea

Alrededor del 70% de las personas con fibromialgia padecen migrañas o cefaleas tensionales crónicas, que suelen ser intensas. Los dolores de cabeza pueden empezar por dolor en los músculos del cuello, la cabeza o los hombros.

Síntomas inusuales

A continuación se enumeran otros síntomas inusuales que puede que no espere; es posible que los experimente con poca frecuencia o que no los experimente en absoluto. Sin embargo, se dan en algunas personas con fibromialgia:

- Hinchazón
- Dolor de mandíbula
- Sudoración profusa
- Dolor torácico
- Fácil aparición de hematomas
- Sensibilidad a la luz, la temperatura y el ruido
- Dolor de vejiga
- Síntomas de alergia alimentaria como sibilancias, vómitos, congestión nasal o diarrea.
- Necesidad urgente de orinar

En las personas con fibromialgia, siempre existe una disfunción en el cerebro y los nervios, ya que reaccionan de forma exagerada o malinterpretan los síntomas típicos del dolor. Esto puede deberse a un desequilibrio químico en el cerebro o a una anomalía en la raíz dorsal que afecta a la sensibilización cerebral (dolor central). La fibromialgia también puede afectar a las emociones y los niveles de energía.

Síntomas de la fibromialgia en las mujeres

En general, las mujeres han padecido fibromialgia con mayor intensidad que los hombres. Más mujeres que hombres han sido diagnosticadas y tratadas de síndrome del intestino irritable (SII), fatiga matutina y dolor crónico generalizado. Las menstruaciones dolorosas también son frecuentes entre las mujeres con fibromialgia.

No obstante, cuando se pusieron a prueba las revisiones de 2016 de los criterios diagnósticos, se diagnosticó fibromialgia a más hombres, lo que puede disminuir el grado de distinción entre el nivel de dolor que experimentan hombres y mujeres. Es importante tener en cuenta que la transición a la menopausia podría empeorar la afección.

Síntomas de la fibromialgia en los hombres

Los hombres también padecen fibromialgia. Es posible que no se les diagnostique porque la fibromialgia se considera principalmente una enfermedad femenina. Sin embargo, las estadísticas actuales muestran que, a medida que se aplica con más frecuencia el protocolo de diagnóstico de 2016, se diagnostica a más hombres.

Los hombres también padecen dolores intensos y síntomas emocionales derivados de la fibromialgia. Según investigaciones de 2018, la dolencia afecta a su productividad, desde su calidad profesional hasta sus relaciones y su vida. Parte del estigma y las dificultades para que los hombres sean diagnosticados son consecuencia directa de la expectativa de la sociedad de que los hombres con dolor deben aguantarse.

Afecciones relacionadas

Aparte de las afecciones que desencadenan la fibromialgia, existen otras numerosas afecciones asociadas a ella. Sería útil tener en cuenta que algunas de estas afecciones asociadas son afecciones reumáticas que afectan a los huesos, las articulaciones y los músculos. Algunas de estas afecciones asociadas son las siguientes

Lupus

Se trata de una enfermedad en la que el sistema inmunitario ataca por error a los tejidos y células sanos de numerosas partes del cuerpo.

Trastorno temporomandibular (TTM)

Esta afección puede causar dolor en las mejillas, las sienes, la mandíbula y las orejas.

Espondilitis anquilosante

Se trata de la hinchazón y el dolor en algunas partes de la columna vertebral.

Artritis reumatoide

Esta enfermedad se manifiesta cuando el sistema inmunitario ataca por error a las células sanas de las articulaciones, lo que provoca hinchazón y dolor.

Osteoartritis

En este caso, los daños en las articulaciones provocan rigidez y dolor.

Posibles desencadenantes de la fibromialgia

Originalmente, a las personas se les diagnosticaba fibromialgia cuando presentaban dolor generalizado y sensibilidad en 11 de 18 puntos gatillo precisos de todo el cuerpo. El personal sanitario analizaba a la persona para detectar el dolor con solo tocar o presionar firmemente estos puntos gatillo.

Los puntos desencadenantes más comunes son:

- Parte superior de los hombros
- Caderas
- Parte superior del pecho
- Rodillas

- Parte posterior de la cabeza

- Codos exteriores

- Parte posterior de la cabeza

En su mayor parte, los puntos gatillo ya no forman parte del proceso de diagnóstico. En su lugar, los profesionales sanitarios pueden diagnosticar fibromialgia si has experimentado dolor en 4 de las 5 áreas de malestar definidas por los criterios diagnósticos revisados de 2016.

A menudo, la fibromialgia se desencadena por acontecimientos estresantes como el estrés físico o el estrés psicológico (emocional).

Algunos de los posibles desencadenantes de esta afección son:

- Una infección vírica

- Una herida

- Operarse

- Estar en una relación abusiva

- Dar a luz

- La muerte de un ser querido

- El fracaso de una relación

Es esencial tener en cuenta que la fibromialgia no siempre se desarrolla tras un desencadenante perceptible; a veces, simplemente surge de la nada.

En pocas palabras, la fibromialgia es una dolencia de larga duración que provoca trastornos del sueño, depresión, dolor generalizado, fatiga y otros muchos síntomas. De momento, no tiene cura y los investigadores no conocen a fondo sus causas. Los hombres y las mujeres que padecen fibromialgia experimentan los síntomas de forma diferente, pero los posibles desencadenantes siguen siendo los mismos entre ellos.

CAPÍTULO 4: CÓMO SE DIAGNOSTICA LA FIBROMIALGIA

Si experimenta fatiga casi todo el tiempo y tiene dolores musculares, puede pensar que tiene gripe u otra enfermedad similar. Si los dolores y molestias van acompañados de molestias gastrointestinales (GI), insomnio o niebla cerebral, considere la posibilidad de concertar una cita con un médico y discutir la posibilidad de que esta combinación sea fibromialgia. Antes de hacerlo, debe estar seguro de haber experimentado estos síntomas durante semanas y, tal vez, meses. Cabe señalar que la fibromialgia puede afectar a cualquier persona de cualquier edad, pero suele aparecer por primera vez a mediana edad.

La fibromialgia es un trastorno de salud duradero que implica dolor generalizado en casi todas las partes importantes del cuerpo. Por desgracia, no existen pruebas de imagen ni de laboratorio para diagnosticar la fibromialgia. En su lugar, su médico le pedirá información detallada sobre los síntomas que observa. Hay una serie de otras enfermedades que presentan casi los mismos síntomas que la fibromialgia, y es probable que su médico realice pruebas para detectar algunas de ellas cuando le diagnostique. Entre ellas están la enfermedad de Lyme, el VIH, el SIDA, el hipotiroidismo, las enfermedades degenerativas de la columna vertebral y ciertos tipos de cáncer.

El especialista puede utilizar pruebas clínicas para eliminar muchas de estas afecciones mencionadas y determinar la dolencia precisa que usted padece. Tenga en cuenta que este proceso probablemente le llevará mucho esfuerzo, tiempo y, por supuesto, dinero. Un informe de la Asociación Nacional de Fibromialgia y Dolor Crónico afirma que, por término medio, un paciente con fibromialgia tarda más de 5 años en obtener un diagnóstico preciso.

Dificultades de diagnóstico

Es aconsejable que concierte una cita con un reumatólogo o con su médico de familia para comentar sus síntomas. También puedes iniciar un registro del dolor de la fibromialgia para hacer un seguimiento de tus síntomas, anotar la intensidad del dolor y detallar el impacto que el dolor tiene en tus actividades cotidianas. Otra forma de saber si tienes fibromialgia es utilizar la aplicación arthritis power para comprobar tus síntomas. Después, puedes compartir el resultado con tu médico.

He aquí por qué la fibromialgia puede ser difícil de diagnosticar:

Puede que se equivoque de médico

Aunque el primer paso que debe dar es hablar con un médico, puede pedir que le remitan a un reumatólogo. Al visitar a un reumatólogo, tendrás que realizar pruebas para descartar afecciones de salud con síntomas similares a los de la fibromialgia.

Una vez comprobado que padeces fibromialgia, puedes acudir a un especialista en tratamiento del dolor que te ofrecería tratamientos personalizados en caso de que padezcas dolor crónico. Si no puedes acudir a un reumatólogo, quizá porque no haya ninguno en tu zona, puedes hablar con tu médico de familia sobre tus síntomas en detalle y mencionarle que podría tratarse de fibromialgia. El médico intentará diagnosticarla para ver si puede tratar los síntomas.

Puede que su médico no le esté examinando adecuadamente

He aquí otra razón por la que la fibromialgia puede resultar difícil de diagnosticar: los médicos invierten mucho tiempo y recursos en la detección de enfermedades que podrían estar generando todos los diferentes síntomas de la fibromialgia. Podrían detectar una enfermedad totalmente distinta, como el síndrome del intestino irritable (SII) o la depresión. Por eso es esencial acudir a un especialista en fibromialgia.

El dolor no se ve

La incapacidad para percibir el dolor provocado por la fibromialgia hace que sea bastante difícil diagnosticarla. Por eso es esencial dar información detallada del dolor exacto que se siente, qué lo estimula, cuánto dura y qué hace que se sienta mejor (si es que lo hace). La mayoría de las personas con fibromialgia suelen experimentar sensaciones de quemazón u hormigueo con dolor en algunas regiones del cuerpo y están constantemente fatigadas. Asegúrate de confirmar si tienes continuamente estos síntomas y con qué frecuencia; haz una lista de ellos y envíasela a tu médico de cabecera.

La fibromialgia suele ir acompañada de otras enfermedades

Las personas pueden padecer fibromialgia junto con otras enfermedades como la artrosis o la artritis inflamatoria. Estas afecciones entran dentro de la clasificación de dolencia de dolor crónico. Un reumatólogo realiza su trabajo formulando preguntas relacionadas y haciendo pruebas de laboratorio o de imagen que pueden ayudar a diferenciar entre dolencias. Por ejemplo, un paciente puede tener artritis reumatoide y, al mismo tiempo, fibromialgia. Estos pacientes pueden estar tomando fármacos que ayudan a reducir la inflamación y, sin embargo, seguir sintiendo dolor crónico. Si esto ocurre, el dolor constante puede deberse a la fibromialgia o a otras afecciones relacionadas, en lugar de a la artritis reumatoide. Por lo tanto, si padeces artritis reumatoide y crees que también podrías tener fibromialgia, lo mejor sería que hablaras con tu reumatólogo al respecto para ver si puede tratar también los síntomas de fatiga y dolor corporal general.

Prueba física e historia clínica para diagnosticar la fibromialgia

Para diagnosticar correctamente la fibromialgia, el médico te preguntará cómo te sientes en general. Puede ser sobre el dolor que has sentido en las últimas semanas, la frecuencia con la que experimentas fatiga, las causas probables y si estás constantemente cansado todo el tiempo. También te preguntarán por el dolor recurrente que sientes, su gravedad y la sensibilidad en algunas zonas de tu cuerpo.

Además, tu médico de cabecera debe preguntarte por otros síntomas, porque la fibromialgia a veces afecta a seres humanos con otros problemas de salud no relacionados, como ansiedad, micción frecuente, depresión, dolores de cabeza, síndrome del intestino irritable y dolor de mandíbula por apretar los dientes. Por eso es esencial contar con un médico que escuche tus síntomas y pueda establecer fácilmente conexiones entre ellos.

Antiguos y nuevos criterios de diagnóstico de la fibromialgia

En 2010, el Colegio Americano de Reumatología creó nuevos criterios para diagnosticar la fibromialgia. Según estos criterios, es posible que padezcas fibromialgia si cumples los requisitos que se indican a continuación:

- Si nunca ha tenido ningún trastorno que pudiera explicar sus síntomas

- Si tiene una puntuación del índice de dolor generalizado igual o superior a 7 y una puntuación de la escala de gravedad de los síntomas igual o superior a 5. O si tiene una puntuación del índice de dolor generalizado de aproximadamente 3 a 6 y una puntuación de la escala de gravedad de los síntomas de 9 o más.

- Si sientes un dolor que no es consecuencia de otro trastorno

- Si has experimentado síntomas de fibromialgia de forma constante durante casi 3 meses

- Si tienes dolor en ambos lados del cuerpo

- Si siente dolor crónico en la parte superior e inferior de la cintura

- Si siente dolor en al menos 11 de los 18 puntos sensibles posibles

Para alcanzar estos criterios, debe tener dolor en al menos 4 de estas 5 regiones del cuerpo:

- La región superior derecha, incluidos el brazo, la mandíbula o el hombro

- La región superior izquierda, incluida la mandíbula, el brazo o el hombro

- La región axial, incluida la espalda, el abdomen, el cuello o el tórax

- La zona inferior izquierda, incluida la pierna, la nalga o la cadera

- La zona inferior derecha, incluyendo la nalga, la cadera o la pierna

Puntos de licitación

En el pasado, los médicos comprobaban unas 18 regiones específicas del cuerpo de una persona para detectar cuántas de ellas dolían al presionarlas o tocarlas con firmeza. Los puntos sensibles que se dan en ambos lados del cuerpo son los siguientes:

- Rodilla

- Hueso de la cadera

- Cuello bajo delante

- Brazo cerca del codo

- Borde de la parte superior del pecho

- La base del cráneo en la parte posterior de la cabeza

- Parte posterior de los hombros

- Nuca

- Nalga superior externa

Aunque el recuento de los puntos sensibles no está generalmente aceptado hoy en día, las personas con fibromialgia suelen cumplir los criterios de los puntos sensibles. Aunque algunos médicos siguen utilizándolo, no debería ser la prueba definitiva para diagnosticar la fibromialgia, ya que se puede padecer fibromialgia sin tener necesariamente dolor en estos puntos sensibles.

Pruebas para diagnosticar la fibromialgia

Como ya se ha mencionado, no existe ningún análisis de sangre para detectar la FBM. El médico puede extraer sangre para detectar otras dolencias y descartar otras como lupus, artritis reumatoide e hipotiroidismo, entre otras. No obstante, pruebas como la velocidad de sedimentación globular y la proteína C reactiva (PCR) pueden ayudar a diagnosticar inflamaciones en el organismo, aunque deberían detectarse en enfermedades como la artritis reumatoide y no en la MFC. Por lo tanto, si el resultado de sus pruebas de PCR resulta ser bajo o medio, y el de sus pruebas de velocidad de sedimentación globular resulta ser de baja inflamación, eso podría descartar otras enfermedades y obligar a su médico a hacerle pruebas de fibromialgia.

Un estudio reciente demuestra que el uso de un análisis de sangre avanzado (espectroscopia vibracional) puede ayudar a detectar biomarcadores proteínicos específicos en la sangre que distinguen las FBM de otras dolencias.

Pruebas de imagen para diagnosticar la fibromialgia

Aunque se puede ver la artritis en una radiografía, ocurre lo contrario con la fibromialgia. Si puedes identificar síntomas de FBM y realizar una prueba de imagen, pero ésta no indica nada, lo más probable es que se trate de fibromialgia.

En investigaciones recientes, las pruebas de imagen cerebral funcional en personas con FBM han detectado un procesamiento anormal del dolor en algunas áreas cerebrales. La espectroscopia de resonancia magnética descubrió mayores concentraciones del neurotransmisor glutamato en algunas áreas relacionadas con el dolor en pacientes con FBM.

Otras pruebas de fibromialgia

Es posible que su médico le haga otros análisis de sangre, como por ejemplo

- Velocidad de eritrosedimentación
- Prueba del péptido citrulinado cíclico
- Recuento sanguíneo completo
- Pruebas de la función tiroidea
- Vitamina D
- Anticuerpos antinucleares
- Factor reumatoide
- Serología celíaca

Si existe la posibilidad de que padezca un trastorno del sueño, su médico también puede recomendarle un estudio nocturno del sueño.

Cómo lo saben los médicos: ¿Qué ocurre si se trata de un infarto de miocardio?

En cuanto su médico haya diagnosticado si cumple los criterios de la FBM y descartado otras dolencias, podrá prescribirle tratamientos médicos y cambios en su estilo de vida para ayudarle a controlar y tratar la fibromialgia.

Es posible que su cuidador médico le sugiera algún medicamento antidepresivo que no sólo trate la depresión, sino que también controle la fatiga y el dolor asociados a la FBM.

Otra cosa que tu médico puede recomendarte para la fibromialgia son medicamentos anticonvulsivos que pueden ayudar con el dolor relacionado con los nervios, como Lyrica (pregabalina) y Neurontin (gabapentina).

Su médico puede proponerle terapia cognitivo-conductual y terapia conversacional, terapia de masajes, ayuda quiropráctica y/o acupuntura, todo lo cual puede ayudar a reducir el dolor y los síntomas. También es probable que su médico le aconseje realizar ejercicio físico regular y prácticas de autocuidado.

CAPÍTULO 5: COMPLICACIONES DE LA FIBROMIALGIA

Una vez que te han diagnosticado Fibromialgia debido a los signos y síntomas que presentas, es el momento de centrarte en mejorar. Mientras lo haces, es importante que sepas que la Fibromialgia puede empeorar si no estás atento.

Complicaciones comunes

Durante el tratamiento, la enfermedad puede agravarse con algunas complicaciones. Algunas de las complicaciones asociadas a la fibromialgia son:

Aumento de las hospitalizaciones

Las personas que padecen fibromialgia tienen más probabilidades de ser hospitalizadas que las que no la padecen. Esto se debe a que las personas que padecen esta afección suelen tener muchas enfermedades acompañantes. Aún no se sabe si la fibromialgia es la causa de estas enfermedades relacionadas o si las enfermedades son responsables del desarrollo de la fibromialgia.

Las siguientes dolencias son comunes entre las personas que padecen FBM: síndrome de fatiga crónica, migrañas y cefaleas tensionales. Estas dolencias requieren a veces atención médica para su tratamiento.

La mayoría de las afecciones que obligarían a los pacientes con fibromialgia a pasar un tiempo en hospitales tienen síntomas fácilmente identificables y puedes recibir tratamientos específicos para ellas de tu profesional sanitario. Sin embargo, las enfermedades que afectan a los intestinos son diferentes, ya que son más difíciles de tratar.

Mayor riesgo de afecciones reumáticas

Los Centros para el Control y la Prevención de Enfermedades postularon que los pacientes con fibromialgia corren un mayor riesgo de desarrollar afecciones reumáticas. Ejemplos de estas enfermedades son la artritis reumatoide, la artrosis, el lupus eritematoso sistémico y la espondilitis anquilosante. Este mayor riesgo se debe a que los pacientes con FBM suelen experimentar dolor y rigidez articular, espasmos musculares, debilidad muscular en las piernas e inflamación de manos, pies y extremidades.

Otro estudio publicado en Frontiers in Human Science también postulaba que los pacientes que padecen fibromialgia pueden perder su capacidad para caminar correctamente y mantener el equilibrio mientras están de pie debido a cambios en su forma de andar. A algunos pacientes con FBM también les resulta difícil moverse debido a la rigidez y el dolor.

Depresión

Muchos pacientes con fibromialgia sufren depresión. Esto ha llevado a muchos a creer que existen similitudes biológicas y fisiológicas entre la depresión y la fibromialgia. Si esto es cierto, sugiere que la depresión acompañaría a la fibromialgia o viceversa.

Los estudios también han demostrado que el 90% de las personas que luchan contra la fibromialgia tienen síntomas de depresión. Las investigaciones también han demostrado que los adultos con fibromialgia tienen 3 veces más probabilidades de sufrir depresión que los que no padecen esta enfermedad. La depresión que acompaña a la fibromialgia suele deberse al aislamiento y al dolor que experimenta el paciente cuando lucha contra este trastorno.

Normalmente, la mejor forma de tratar la depresión es la terapia. Se aconsejan sesiones individuales con un terapeuta cualificado que le ayude a entender su cuerpo y el impacto de sus pensamientos en su salud. También puedes unirte a un grupo de apoyo para encontrar a personas que sufren afecciones similares, lo que debería ayudarte a gestionar los sentimientos que experimentas, como la soledad o el aislamiento. La depresión es tratable; busque ayuda si siente la necesidad.

Mala calidad de vida

Cuando nos lesionamos o sentimos dolor, siempre deseamos que el dolor termine para volver a nuestra vida cotidiana, porque el dolor no es una experiencia agradable. Las personas con fibromialgia experimentan dolor constantemente, lo que inhibe su capacidad para realizar muchas funciones esenciales, y esto repercute directamente en su calidad de vida. Un ejemplo es que a la mayoría de las personas que padecen FBM les resulta difícil dormir las horas necesarias para descansar y regenerarse plenamente.

Algunas personas con este trastorno sufren apnea del sueño, que puede causar fatiga diurna y aumentar el factor de riesgo de padecer afecciones como problemas cardiacos, diabetes de tipo 2 y problemas hepáticos. La mayoría de los pacientes de FBM son incapaces de funcionar eficazmente en el trabajo, la escuela y el hogar.

El dolor que sienten los pacientes de fibromialgia limita su movilidad, lo que a su vez les dificulta mucho la concentración durante las actividades cotidianas. La fibrofobia es uno de los síntomas que presentan muchos pacientes de FBM. La fibro-niebla es una disfunción cognitiva asociada a la fibromialgia; los pacientes que presentan estos síntomas se distraen con facilidad, muestran pérdida de memoria a corto plazo, tienen dificultades para mantener conversaciones y experimentan olvidos.

La fibromialgia es una de las razones por las que muchas personas con FBM no pueden trabajar; las que pueden trabajar no son tan productivas como otras y disminuye su calidad de vida. Este síntoma aumenta la dificultad de ciertas actividades y hace que cosas que antes eran divertidas resulten tediosas y estresantes. La dificultad se debe al dolor y la fatiga que conlleva la enfermedad. La mayoría de los pacientes con FBM tienden a volverse pasivos debido al dolor que sienten, lo que les hace abandonar sus rutinas habituales y su vida social.

Otro factor asociado que afecta a la calidad de vida de los pacientes con fibromialgia es la reagudización. Cuando los síntomas asociados a la fibromialgia aumentan o se produce un aumento de la intensidad de los síntomas, se habla de reagudización. Las reagudizaciones pueden ocurrir sin previo aviso, pero la mayoría de ellas se producen cuando el paciente está estresado o deprimido. Algunos brotes pueden durar días, mientras que otros pueden durar semanas.

Obesidad y desacondicionamiento físico

Es habitual que los pacientes con fibromialgia experimenten un aumento de peso. Puede resultar muy frustrante que aumentes de talla mientras luchas contra diversos síntomas de la fibromialgia. La obesidad es una complicación común por varias razones.

La fibromialgia provoca cambios en los niveles hormonales. Algunas de las hormonas afectadas son la insulina y la serotonina. Los desequilibrios hormonales del organismo pueden provocar un aumento del hambre debido a la ralentización del metabolismo y a la fatiga. La falta de sueño no sólo afecta a la calidad de vida de los pacientes con fibromialgia, sino que puede provocar un aumento de peso, ya que estas personas tienen un mayor apetito, un metabolismo reducido y un deseo de comer alimentos muy energéticos sin la capacidad o el deseo de añadir movimiento físico para contrarrestar el aumento de la ingesta calórica.

Sensibilidad extrema

Una complicación común en las personas que padecen fibromialgia es que se vuelven extremadamente sensibles a todo lo que les rodea. Las cosas a las que se vuelven sensibles proceden de factores ambientales comunes como la luz, el sonido, los olores, los perfumes, la loción para después del afeitado, las hojas de secadora y los detergentes para la ropa. Algunos pacientes también se vuelven extremadamente sensibles a las diferencias meteorológicas, como los cambios de presión barométrica y el comienzo del invierno.

Muchas personas que padecen esta enfermedad afirman experimentar una sensibilidad inusual en la piel. Algunos describen la sensación inusual como una quemadura solar muy fuerte. Algunos de los pacientes también han notado que la pigmentación y la textura de su piel han cambiado.

Mala vida sexual

Muchos estudios han demostrado que las personas que viven con fibromialgia tienen una vida sexual insatisfactoria. Los estudios demuestran que tienen menos deseo y experimentan más dolor; también les entusiasman menos las cosas, incluido el sexo. El sexo es una actividad física, emocional y mental. Se sabe que las personas que padecen fibromialgia son débiles física, emocional y mentalmente debido al impacto del dolor en sus vidas. Se sabe que la mayoría de ellas tienen una mala percepción de su imagen corporal, lo que también afecta a su confianza para participar en actividades sexuales.

Este capítulo ha demostrado que vivir con fibromialgia puede acarrear muchas complicaciones si no se trata adecuadamente. Es esencial que todas las personas que viven con esta afección reciban los mejores cuidados mentales, emocionales y físicos.

CAPÍTULO 6: TRATAMIENTO MÉDICO DE LA FIBROMIALGIA

Los médicos aún no están seguros de los factores causantes de la fibromialgia, ya que esta afección hace que una persona sienta dolor a pesar de carecer de signos de inflamación o lesiones físicas. No obstante, existen tratamientos médicos ampliamente aceptados que pueden ayudar a aliviar los síntomas.

Métodos de tratamiento de la fibromialgia

Existen dos formas de tratar la fibromialgia. Éstas son:

- Estrategias de autocuidado

- Medicación

La verdad es que no existe un único tratamiento que funcione para toda la fibromialgia. Por lo general, la aplicación de múltiples enfoques puede ayudar a marcar la mayor diferencia.

Enfoque de la medicación

La medicación puede ayudar a limitar el dolor de la fibromialgia en una medida razonable y también a mejorar el sueño. Puedes optar por cualquiera de las siguientes opciones:

Antidepresivos

Savella (milnaciprán HCL) y Cymbalta (duloxetina) pueden ayudar a aliviar la fatiga y el dolor asociados a la fibromialgia. Tu médico también puede recetarte relajantes musculares como la ciclobenzaprina o la amitriptilina, que pueden ayudarte a dormir bien y a restablecer el equilibrio correcto de los neurotransmisores.

Analgésicos

Muchos pacientes con fibromialgia han encontrado cierto alivio en los analgésicos de venta libre, como el ibuprofeno (Motrin, Advil, etc.), el naproxeno sódico (Aleve, etc.) o el paracetamol (Tylenol, Excedrin, etc.). Es esencial tener en cuenta que no se aconsejan los medicamentos opiáceos porque pueden llevar fácilmente a la dependencia; además, los opiáceos a menudo harán que el dolor empeore con el paso del tiempo. Los efectos secundarios y los riesgos de adicción son los motivos por los que la mayoría de los profesionales sanitarios desaconsejan a los pacientes el uso de narcóticos para tratar la fibromialgia.

Anticonvulsivos

Los medicamentos diseñados explícitamente para tratar la epilepsia suelen ser útiles para reducir ciertos tipos de dolor. Lyrica (pregabalina) fue el primer fármaco aprobado por la Food and Drug Administration para tratar la fibromialgia, y se desarrolló para impedir que las células nerviosas enviaran señales de dolor. Al mismo tiempo, en raras ocasiones, la Gabapentina (Neurontin) puede ser útil para reducir los síntomas de la fibromialgia, como el dolor nervioso. Los fármacos anticonvulsivos conllevan algunos efectos secundarios como mareos, sequedad de boca, hinchazón y aumento de peso.

Otros métodos de tratamiento

Marihuana medicinal

Se ha demostrado que la marihuana medicinal alivia los síntomas de la fibromialgia. Investigaciones recientes muestran que las personas con fibromialgia que tomaron cannabis medicinal experimentaron algunos o todos de los siguientes:

- Mayor relajación
- Mejora de la salud mental
- Reducción de la rigidez y el dolor
- Sensación de bienestar
- Aumento de la somnolencia

Sin embargo, se necesita más investigación sobre los beneficios de la marihuana medicinal para la fibromialgia porque tiene algunos efectos secundarios, que incluyen dificultad para concentrarse y juicio nublado.

Tome vitamina D

Las personas con fibromialgia suelen tener niveles bajos de vitamina D. Un estudio de 2013 muestra que las personas con fibromialgia se sentían mejor físicamente y experimentaban menos fatiga cuando tomaban suplementos de vitamina D.

Todavía se están investigando nuevos métodos para tratar médicamente la fibromialgia. En este capítulo, he mencionado las opciones médicas que pueden utilizarse para aliviar los síntomas de la fibromialgia. Si padeces esta enfermedad, no des por sentado que éstas son las mejores opciones para ti basándote en lo que has leído. Siempre aconsejo visitar a un médico antes de iniciar un tratamiento. Además, se pueden utilizar algunas alternativas para tratar los síntomas de la fibromialgia, y es aconsejable que también comentes estas opciones con tu médico.

CAPÍTULO 7: TERAPIAS ALTERNATIVAS PARA LA FIBROMIALGIA

Tratamientos terapéuticos para la fibromialgia

Existen varias terapias que uno puede aplicar para ayudar a reducir el efecto de la fibromialgia en su vida en general y en su cuerpo en particular. Algunos ejemplos de estos tratamientos son:

Asesoramiento

Muchas veces, las personas que viven con fibromialgia tienen periodos difíciles y estresantes que ponen a prueba su capacidad y resistencia. En un capítulo anterior, mencioné que muchas personas que padecen esta enfermedad suelen estar ansiosas y deprimidas. Una forma de controlar esos factores de riesgo es hablar con alguien que tenga experiencia con ella. Por eso se recomienda hablar con un consejero. Hablar con un consejero, un terapeuta de salud mental, un psicólogo o un psiquiatra puede ayudarte a reforzar tu confianza en tus capacidades y enseñarte algunos enfoques que puedes aplicar para afrontar situaciones estresantes.

Terapia ocupacional

La fibromialgia afecta a todas las terminaciones nerviosas del cuerpo, lo que inhibe la capacidad de los pacientes para realizar las tareas cotidianas. La terapia ocupacional es un tratamiento que ayuda a las personas con problemas de movimiento y coordinación. El trabajo de un terapeuta ocupacional consiste en ayudarle a adaptar su área de trabajo o ajustar la forma en que realiza tareas específicas que le ayudarán a reducir la tensión de su cuerpo.

Fisioterapia

Los fisioterapeutas licenciados tienen formación en el estudio del movimiento. Muchos pacientes con fibromialgia tienen dificultades para realizar las actividades cotidianas y se beneficiarían de programas de estiramiento y fortalecimiento. Un fisioterapeuta le enseñará los ejercicios que debe realizar para mejorar su flexibilidad, fuerza y resistencia. Un fisioterapeuta puede trabajar con personas de todas las edades, desde bebés hasta adultos. Los estudios realizados sobre el impacto de la fisioterapia han demostrado que las citas individuales con fisioterapeutas pueden ayudar a restablecer la salud general. La fisioterapia ha resultado eficaz para tratar los síntomas de la fibromialgia, ya que ayuda a reducir la fatiga y la rigidez.

Hidroterapia

Muchos estudios han demostrado que el uso de agua a diferentes temperaturas interna y externamente para los pacientes con fibromialgia puede tener muchos beneficios. Un fisioterapeuta puede llevar a cabo esta terapia, que puede ayudar a los pacientes con fibromialgia a utilizar sus músculos y articulaciones sin estresarlos demasiado. El tipo de hidroterapia más adecuado para tratar la fibromialgia es la balneoterapia. La balneoterapia consiste en sumergir al paciente en aguas ricas en minerales o en aguas termales minerales naturales para aliviar el dolor. Esta terapia puede realizarse en casa, en centros de salud, balnearios y clínicas de fisioterapia. La hidroterapia es muy común en el deporte para ayudar a los atletas profesionales a recuperarse más rápido y para aliviar el dolor. También debe saber que la hidroterapia no es adecuada para todo el mundo, ya que podría causar maceración de la piel e infección. Antes de utilizar esta terapia, asegúrese de que su médico y su fisioterapeuta conocen sus necesidades específicas.

Biorretroalimentación

Se desconoce la plena eficacia de esta terapia. El objetivo de la biorretroalimentación es fomentar la relajación, lo que lógicamente puede ayudar a aliviar las afecciones relacionadas con el estrés. En una sesión de biorretroalimentación, se conectan electrodos y sensores dactilares a un monitor para mostrar una luz y una imagen que muestran la tensión arterial, la sudoración, la frecuencia respiratoria, la temperatura de la piel, la frecuencia cardiaca y la actividad muscular. Esta técnica le permitiría tener más control sobre las acciones involuntarias que controla el sistema nervioso. La idea de la biorretroalimentación es que si tiene más control sobre el funcionamiento de su mente, tendrá más control sobre su salud. Ha demostrado su eficacia en el tratamiento de dolencias como las migrañas, la hipertensión y el dolor crónico. Ha ayudado a pacientes con fibromialgia a localizar los músculos tensos y relajarlos, ayudando a tratar los síntomas asociados a esta enfermedad. Esta terapia puede utilizarse en cualquier persona que padezca fibromialgia, independientemente de su edad, siempre que no padezca otras afecciones subyacentes, como problemas del ritmo cardiaco. Consulte a su médico antes de probar la biorretroalimentación.

Terapia cognitivo-conductual (TCC)

Se trata de otro enfoque de tratamiento que utiliza las capacidades de la mente para mejorar la salud de un individuo. La terapia cognitivo-conductual tiene como objetivo proporcionar formas de explorar nuestras acciones y pensamientos mediante la identificación de pensamientos negativos y patrones de comportamiento. Una vez que identifique los pensamientos negativos que han desempeñado un papel en la orientación negativa de su mente y acciones, ahora puede empezar a aprender a canalizar el poder de su mente en pensamientos y acciones positivas. Muchos consideran que ésta es la mejor forma de psicoterapia.

Las ideas en las que se basan la terapia cognitivo-conductual y la biorretroalimentación son similares, ya que ambas creen que las emociones, las acciones y los pensamientos están conectados. Por ejemplo, si sientes demasiado estrés en el trabajo, y este estrés ha estado afectando a tu rendimiento, puedes utilizar esta terapia para hacer cambios de comportamiento. Ha habido muchas publicaciones sobre la eficacia de tratar la fibromialgia con terapia cognitivo-conductual. Esta terapia ha reducido con éxito el nivel de dolor experimentado en pacientes con esta afección.

Técnicas de tratamiento quiropráctico

Este método de tratamiento lo llevan a cabo quiroprácticos expertos en el arte de localizar los puntos de presión que molestan a los pacientes con fibromialgia. Existen muchos regímenes de tratamiento en el marco de la atención quiropráctica. El procedimiento de tratamiento depende del tipo de dolencia que afecte al paciente. Muchos suelen confundirla con el masaje, pero los quiroprácticos se centran en todo el sistema musculoesquelético mientras que el masaje se centra en los músculos.

Estrategia de autocuidado

Aplicar un enfoque de autocuidado es muy crucial en el tratamiento de la fibromialgia. Este enfoque puede, en ocasiones, ser crítico. Si padeces fibromialgia, puedes considerar aplicar a tu rutina los siguientes remedios caseros y de estilo de vida.

Mantener un estilo de vida saludable

Aliméntate bien. Reduzca al mínimo la cantidad de cafeína que consume. No consuma productos del tabaco. Asegúrese de hacer algo que le resulte excitante y satisfactorio cada día.

Ejercicio regular

Por un lado, esto puede aumentar su dolor a corto plazo. Por otro, si lo hace de forma gradual y regular, es probable que el ejercicio reduzca sus síntomas. Algunos de los ejercicios adecuados que puede hacer son montar en bicicleta, nadar, caminar y aeróbic acuático. Hable con un fisioterapeuta para que le ayude a desarrollar un programa de ejercicios en casa. Otros ejercicios regulares que puede realizar son mantener una buena postura, estirarse y relajarse. No subestime el poder de hacer ejercicio con regularidad.

Higiene del sueño

Dado que la fatiga es uno de los principales síntomas de la fibromialgia, nunca se insistirá lo suficiente en la importancia de dormir bien. Aparte de dedicar tiempo suficiente a dormir bien, asegúrate de practicar buenos hábitos de sueño, como asignar una hora específica para ir a la cama, levantarte a la misma hora todos los días y reducir las siestas durante el día.

Gestión del estrés

Acostúmbrese a evitar el sobreesfuerzo y el estrés emocional. Dedícate un tiempo al día para relajarte y desconectar. No tienes que tener remordimientos por ello; asegúrate de dedicarte el tiempo que necesites. Asegúrate de respetar el horario y no cambies tu rutina. Recuerda siempre que las personas que dejan de trabajar o abandonan todas las actividades pueden tener peores resultados que las que siguen esforzándose. Puedes recurrir a otros mecanismos de gestión del estrés, como la mediación o los ejercicios de respiración profunda.

Marcar un ritmo

Marcarte un ritmo te vendrá bien. Acostúmbrese a mantener un nivel de actividad uniforme cada día. Si te dedicas demasiado en tus días buenos, puede que tengas más días malos por delante. La moderación implica no hacer demasiado en los días buenos y, al mismo tiempo, no limitar tu capacidad ni hacer demasiado poco en los días en que los síntomas se recrudecen.

Medicina alternativa

Las terapias alternativas y complementarias para combatir el estrés y el dolor no son nuevas. La gente lleva siglos practicando algunas de estas terapias alternativas, como el yoga y la meditación. Los beneficios de estas prácticas se han popularizado e integrado cada vez más en todo el mundo en los últimos tiempos, especialmente entre las personas que padecen enfermedades de larga duración como la fibromialgia.

Muchos de estos tratamientos parecen aliviar el estrés y limitar el dolor. Muchas prácticas siguen sin probarse porque los científicos aún no se han tomado la molestia de investigarlas adecuadamente.

Yoga y tai chi

Se ha demostrado que los ejercicios de yoga y tai chi ayudan a regular los síntomas de la fibromialgia. Esta regulación y alivio es el resultado de varias estrategias comunes del yoga y el tai chi: lentitud, meditación, respiración profunda/consciente y relajación general.

Masoterapia

La terapia de masajes es uno de los métodos sanitarios más antiguos y sigue practicándose en la sociedad moderna. Los masajes pueden ser útiles porque reducen el ritmo cardíaco, relajan los músculos, aumentan la producción natural de analgésicos y mejoran la amplitud de movimiento de las articulaciones. En pocas palabras, la masoterapia suele ayudar a aliviar el estrés y la ansiedad.

Acupuntura

La acupuntura es un sistema médico chino que consiste en restablecer el equilibrio normal de las fuerzas vitales introduciendo agujas muy finas a través de la piel a distintas profundidades. Según las teorías occidentales de la acupuntura, las finas agujas provocan cambios en el flujo sanguíneo y los niveles de neurotransmisores en la médula espinal y el cerebro.

Cómo planificar su cita

No pasa nada si reconoces y recuerdas que los signos y síntomas de la fibromialgia son prácticamente iguales a los de otros trastornos. Por ello, es conveniente que acuda a su médico antes de recibir un diagnóstico. Su médico de familia puede remitirle a un especialista cuya área de especialización sea el tratamiento de la artritis y otras afecciones similares, como un reumatólogo.

CAPÍTULO 8: CÓMO AYUDAR A UN SER QUERIDO A SUPERAR LA FIBROMIALGIA

Vivir con alguien, especialmente con un ser querido que padece fibromialgia, puede ser muy duro, sobre todo cuando experimenta largos episodios de dolor. Aunque no sientas exactamente el mismo dolor que esa persona, ver sufrir a un ser querido te produce una sensación de malestar. Esto afectará sin duda a tu forma de vivir la vida, ya que tendrás que ayudarles en los periodos difíciles y estar a su lado cuando lo necesiten, aunque no sea cómodo para ti.

Formas de apoyar a un ser querido

Si quieres echar una mano a un ser querido que tiene fibromialgia, tienes que aceptar la enfermedad y todo lo que conlleva la fibromialgia. Una vez que hayas aceptado lo que significa su diagnóstico, puedes empezar a ayudar, y hay muchas maneras de apoyar a un ser querido que lucha contra la fibromialgia, que se enumeran a continuación:

Más información sobre la fibromialgia

Lo primero que hay que hacer es informarse sobre la enfermedad. Muchas personas están deseosas de ayudar, pero no saben qué es la fibromialgia. La falta de conocimientos afectará gravemente a tus posibilidades de ayudar a un ser querido y podrías acabar siendo más una carga que una ayuda. Leer este libro es un gran primer paso.

Ayúdales a encontrar una rutina que funcione

En capítulos anteriores, he hablado de muchas formas que se pueden utilizar para controlar los síntomas, y puedes elegir entre cualquiera de ellas. Encontrar el régimen adecuado puede llevar tiempo porque el tratamiento de la fibromialgia suele implicar medicación y fisioterapia, entre otras terapias alternativas. Una buena forma de mostrar apoyo es dedicar tiempo a comentar algunas de las opciones y tomarse el tiempo necesario para ayudarles a adaptarse a las nuevas rutinas. A veces, las personas que padecen esta enfermedad pueden mostrarse reacias a evaluar adecuadamente las opciones y sería útil que alguien que se preocupe por ellas sugiriera posibles estrategias de tratamiento.

Recuérdales que no tienen que hacer mucho

La fibromialgia no sólo es un reto físico, sino también emocional, y muchas personas que la padecen se sienten frustradas por su incapacidad para hacer ciertas cosas. En esos momentos en los que se sienten débiles, apóyales y recuérdales que el hecho de no poder hacer algunas cosas no les hace menos fuertes. La mayoría de ellos se agotan en un intento de demostrarse a sí mismos que no son débiles, y esta obstinación puede provocarles más dolor. En lugar de que sientan que tienen que demostrar algo, recuérdales que sólo tienen que cuidar de sí mismos, y que no pasa nada si dejan de hacerlo.

Anímelos

El régimen de su tratamiento se convertirá en un reto, sobre todo cuando experimenten mucho dolor y fatiga. Anímale siempre, porque necesita mucha determinación para seguir adelante. Por ejemplo, puedes unirte a ellos en el régimen para motivarlos o hacer cosas que sepas que pueden motivarlos. Puedes ayudarles a crear un equilibrio entre el descanso y la realización de su régimen diario.

Los pequeños detalles importan

Las pequeñas cosas que haces por las personas con esta enfermedad son muy apreciadas. La voluntad de ayudarles con las pequeñas cosas puede servirles de motivación cuando se sientan débiles. También les demuestra que se les quiere y que hay un buen sistema de apoyo detrás de ellos.

Tómese tiempo para recargar pilas

No serás capaz de dar si no tienes tu propio sistema de apoyo; ser un sistema de apoyo para alguien con fibromialgia te pasará factura. Antes de que te pongas de mal humor o te frustres en extremo con la persona, tómate un descanso y vuelve después de recargar pilas. Muchas personas creen que marcharse, aunque sea por poco tiempo, es abandonar a la persona cuando lo necesita, pero no es así. Está muy bien tomarse un tiempo y volver renovado.

Manténgase positivo

El valor no es la ausencia de miedo, sino la capacidad de seguir adelante a pesar del miedo y de las probabilidades abrumadoras. La fibromialgia es una enfermedad crónica que supone un gran reto, pero no es una sentencia de muerte y tú puedes ayudar a controlar los síntomas con éxito. No te centres en los aspectos negativos de la enfermedad; ten en cuenta que se puede controlar. Si estás apoyando a alguien con esta enfermedad, asegúrate de mantener una actitud positiva, ya que se contagiará a la persona y le inspirará.

CONCLUSIÓN

Ya conoces la fibromialgia, sus signos y síntomas, los criterios de diagnóstico y los distintos métodos de tratamiento. Contrariamente a la opinión popular, la fibromialgia no es una sentencia de muerte. Hemos explorado las diferentes causas potenciales de esta afección, ya que cualquiera puede ser diagnosticado de fibromialgia, aunque las estadísticas señalan que es más frecuente en personas de mediana edad.

El primer paso para recibir tratamiento para la fibromialgia es, por supuesto, que te la diagnostiquen oficialmente. Como has aprendido, el diagnóstico no siempre es un proceso sencillo, y puede que necesites consultar con varios profesionales. Sea diligente y recuerde que no debe autodiagnosticarse, ya que existen otras afecciones con síntomas similares a los de la fibromialgia.

Una vez diagnosticada, es probable que el médico le prescriba algunos tratamientos médicos, normalmente en forma de medicación y fisioterapia. Con la aprobación de su profesional sanitario, no tema añadir también algunos métodos de tratamiento alternativos, como terapia, masajes, acupuntura, yoga, tai chi o meditación.

Aunque la fibromialgia se considera una enfermedad crónica, recuerde que con tratamiento los síntomas suelen mejorar drásticamente, e incluso pueden remitir.

Gracias por tomarte el tiempo de leer este libro y aprender más sobre la fibromialgia, una dolencia sobre la que demasiada gente sigue desinformada. Y si eres una de las personas que actualmente padecen fibromialgia, espero que este libro te haya podido ayudar, y te deseo la mejor de las suertes en tu viaje hacia la mejora de tu salud.

Milton Keynes UK
Ingram Content Group UK Ltd.
UKHW020025271124
451585UK00013B/1467